AF297566

OBSERVATIONS

SUR LA

RÉIMPLANTATION DES DENTS

PAR

RICHARD FANTON

Chirurgien-Dentiste

Diplomé de l'École dentaire de Paris

Dentiste des Hospices d'Orléans

PARIS

J.-B. BAILLIÈRE ET FILS

RUE HAUTEFEUILLE, PRÈS DU BOULEVARD SAINT-GERMAIN

—

1891

OBSERVATIONS

SUR LA

RÉIMPLANTATION DES DENTS

PAR

Richard FANTON

Chirurgien-Dentiste
Diplomé de l'École dentaire de Paris
Dentiste des Hospices d'Orléans

BIBLIOTHÈQUE NATIONALE R.F. ORLÉANS

Te 85
Te 302

PARIS
J.-B. BAILLIÈRE ET FILS
19, RUE HAUTEFEUILLE, PRÈS DU BOULEVARD SAINT-GERMAIN

1891

· PUBLICATIONS DE L'AUTEUR

A la Librairie J.-B. BAILLIÈRE et Fils.

Thèse. — CONSIDÉRATIONS SUR LES ANOMALIES DES DENTS HUMAINES.

APPAREILS DENTAIRES en aluminium.

NOTICE SUR LA TUBERCULOSE DENTAIRE.

LES FAUX DENTISTES.

Avec M. le Dr DAVID :
BIOGRAPHIE DE M. A. FANTON, sa vie, son temps, son œuvre.

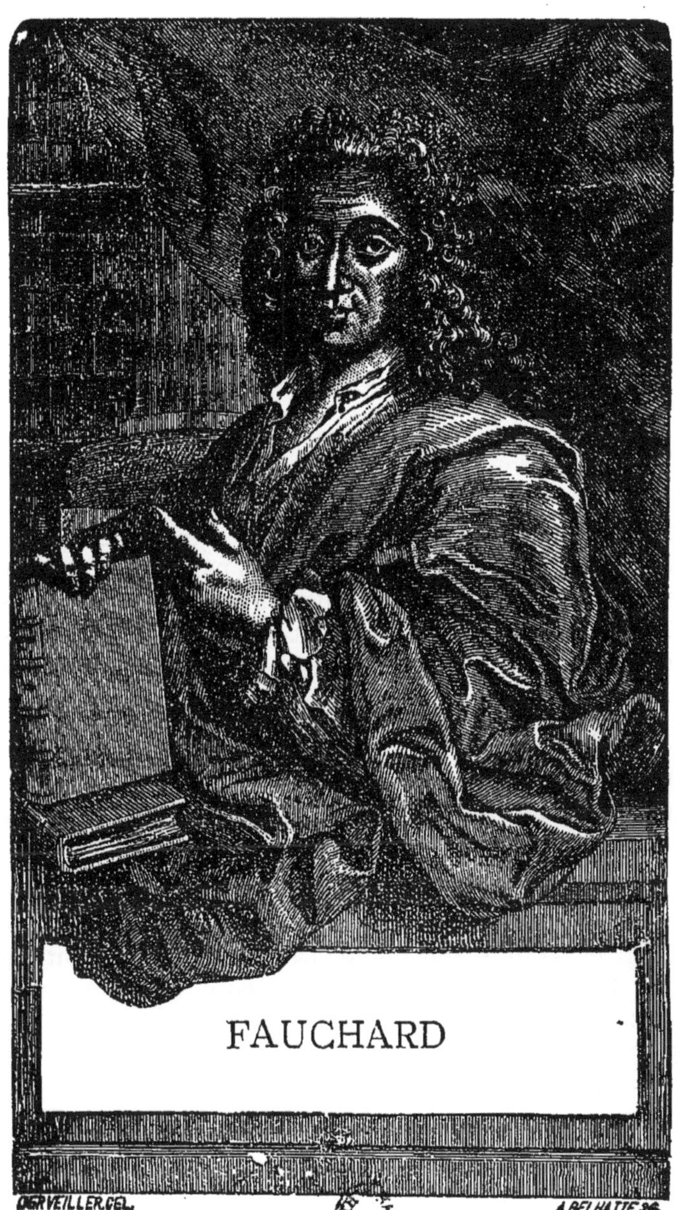

FAUCHARD

DERVEILLER.DEL.   A.BELHATTE.sc

RESTAURATIONS BUCCALES

Appareils prothétiques
construits pour l'hôpital d'Orléans
et la pratique civile

Bec-de-lièvre simple ou double gueule-de-loup. — Nécroses phosphorées. — Perforations palatines simples ou multiples. — Resections partielles ou totales des machoires inférieures ou supérieures. — Accidents syphilitiques tertiaires. — Difformités dentaires. — Anomalies, etc., etc.

MM. les Docteurs :

ALIBRAN. Plusieurs dents à pivot ;

AUGÉ, de Pithiviers. Un certain nombre d'appareils dentaires ;

BARRANGER. Pièces et dentiers complets ;

BEAURIEUX. Appareil destiné à préserver le palais doué d'une très grande sensibilité. La malade ne pouvait faire usage d'aliments solides. Après la pose de l'appareil le succès a été complet ;

BOULLE. Obturateur de la voûte palatine.

— Plusieurs pièces et dentiers complets ;

BRUCY, de Gien. Appareil muni de plusieurs dents (maxillaire supérieur) ;

BRUNET, de Châteauneuf-sur-Loire. Appareil en or pour remédier à la perte des dents antérieures ;

CHAIGNOT, de Gien. Pièce dite à pont pour le maxillaire supérieur ;

CHIPAULT. Restauration d'une partie du maxillaire droit après son ablation. (Hôpital d'Orléans).

MM. les Docteurs :

CHIPAULT. Obturateur appliqué pour division congénitale de la voûte palatine. (Hôpital d'Orléans).

— Obturateur pour perforation de la voûte palatine à la suite d'accidents scrofuleux. (Hôpital d'Orléans);

CHEVILLOT, d'Ouzouer-le-Marché. Dent à pivot naturelle avec gaîne en platine;

DEFAUCAMBERGE, de Gien. Obturateur pour une division congénitale de la voûte et du voile du palais. L'appareil est muni de plusieurs dents.

— Obturateur pour perforation de la voûte palatine ;

FASQUELLE, médecin au 30e d'artillerie. Pièce pour déformation du maxillaire supérieur et perte totale des dents. (Cet homme n'a pas été réformé parce qu'il avait été pris comme *bon absent*) ;.

FRANQUET, de Jargeau. Petit appareil d'une dent pour le maxillaire supérieur ;

GASSOT, de Chevilly. Plusieurs pièces à succion (maxillaire supérieur) ;

GOUEFFON. Plusieurs appareils en platine ;

GRENET, d'Ingré. Appareil supérieur en platine ;

HALMAGRAND. Restauration du maxillaire inférieur brisé par une balle.

— Restauration du maxillaire gauche enlevé à la suite d'une affection cancéreuse

— Obturateur pour perforation palatine.

— Un certain nombre de dentiers et pièces partielles ;

HUAS. Appareil des quatre incisives et canines en or ;

HYVERNAUD, d'Olivet. Dent à pivot ;

KAPLAN, de Janville. Dent à pivot et appareil du bas ;

LE ROUVILLOIS. Plusieurs pièces maxillaire supérieur ;

MORAT, de Bazoches-les-Gallerandes. Appareil pour le maxillaire supérieur ;

MORAND, de Pithiviers. Plusieurs appareils dentaires ;

MOREAU. Pièce à succion pour le maxillaire supérieur ;

MOUTIER, de Montargis. Pièce à succion en or maxillaire supérieur ;

MILLIER, de Huisseau-sur-Cosson. Plusieurs pièces dentaires ;

PATRON, de Gien. Plusieurs pièces dentaires ;

MM. les Docteurs :

POPIS, de Chécy. Dent à pont et à pivot ;

PRUDHOMME. Un certain nombre d'appareils partiels et de dentiers ;

RIU. Cent vingt-cinq moulages de bouches d'aliénés pour contribuer à l'étude des anomalies du système dentaire chez les dégénérés.

— Dentier complet haut succion pour le service ;

ROCHER. Pièce dentaire supérieure ;

VERDUREAU, d'Orléans. Obturateur pour uue division congénitale de la voûte et du voile du palais avec luette. Cet appareil est muni de plusieurs dents. (Hôpital d'Orléans).

Pièces non classées. — Nez artificiel pour masquer la destruction presque totale à la suite d'un lupus.

Obturateur pour une double perforation palatine.

Maxillaire supérieur gauche enlevé en totalité par une balle pendant la guerre de 1870.

Un grand nombre d'obturateurs.

Il y a certainement des omissions dans cette liste, nous demandons que l'on veuille bien nous excuser, tous les malades n'indiquant pas le médecin qui les envoie.

Tous ces appareils sont exécutés entièrement dans l'atelier de M. Richard FANTON.

Nous publions aujourd'hui une série d'observations sur la réimplantation des dents.

La dernière date du 3 avril 1886 ; depuis cette époque, ce genre d'opération a été pratiqué par nous d'une manière constante et nous pourrions publier quelques milliers d'observations à ce sujet et sur ce sujet. Toutes se sont terminées avec succès.

Nous aurions voulu faire précéder notre ouvrage de documents intéressants sur ceux qui se sont livrés à l'art dentaire dans les temps anciens et spécialement dans la ville d'Orléans.

Malheureusement ces documents n'existent pas.

Qui exerçait l'art dentaire dans notre ville avant 1700 ?

Le premier dentiste qui ait réellement exercé sous ce titre, dont on peut relever la date, est un dentiste fixé rue des Minimes en 1782. En ce moment, il n'y avait à Orléans aucune personnalité qui s'occupât de l'art dentaire.

Nous trouvons dans un ouvrage du xvı^e siècle intitulé *Les Secrets d'Alexis Piémontais* différentes recettes pour les dents. Citons les deux suivantes qui donneront un exemple suffisant du degré de science possédé à ces époques éloignées par ceux qui s'occupaient des dents :

Contre douleurs de dents

Prenez des vers de terre, faites les cuire en huile, puis les broyez fort, et mettez de cette décoction dans l'oreille du côté que la dent fait mal et la douleur cessera.

Pour faire tomber et choir les dents

Prenez des vers de terre et faites les brûler sur une tuile bien embrasée et rouge, puis après prenez des cendres des dits vers ainsi brûlez, et mettez-en dans les dents creuses et dolentes et les couvrez de cire et facilement cherront sans faire douleur aucune.

Beaucoup plus tard, en même temps que Fauchard, nous trouvons dans l'*Albert moderne* publié en 1767 :

MAL DE DENTS

Moyen de guérir par le seul attouchement

Prenez deux taupes vivantes, tenez-les dans chaque main en les pressant un peu sans les étouffer jusqu'à ce que la chaleur ou la seule contrainte qu'elles souffrent les ait fait mourir ce qui arrive au bout de cinq heures pendant lesquelles on ne doit point lâcher prise. Les taupes étant mortes on les met dans un pot de terre neuf et non vernissé qu'on lute bien avec une quantité d'eau suffisante pour décomposer exactement ces animaux par l'ébullition. Il faut un feu doux que l'on entretient avec des cendres chaudes et laisser mitonner le pot à petits bouillons pendant vingt-quatre heures. Après ce temps toute la substance des taupes est réduite en une espèce de pâte, au-dessus de laquelle surnage une graisse ou huile animale dans laquelle est toute la vertu. On s'en frotte à diverses reprises la paume des mains et les extrémités des doigts ; on en imbibe aux mêmes endroits, l'intérieur de deux gants de peau que l'on garde dans ses mains pendant un ou deux jours, surtout dans le temps du sommeil. Ainsi les mains sont imprégnées des vertus du remède qui s'y conservent plusieurs mois sans altération. Aussitôt que l'on s'aperçoit que la vertu s'affaiblit, on en frotte de nouveau ses doigts et ses gants. Quand la provision est finie, on recommence. Mais comme les frottements journaliers et les lotions indispensables des mains doivent avoir bientôt effacé les impressions de cette huile, il semblerait plus court et plus efficace de porter tout d'un coup sur les dents, ou sur les gencives malades, avec un petit pinceau, quelques gouttes de cette huile. C'est une expérience qu'on pourrait tenter sans inconvénient.

Actuellement, certains rebouteurs ou sorciers de campagne abusent des gens naïfs au moyen de la piété et de la religion. Ainsi nous avons entre les mains un opuscule qui s'imprime aujourd'hui à Vouziers, chez M. Frédérik Boquillon : *Le Médecin du Pauvre*. Voilà ce que nous y trouvons au sujet des dents :

Prière pour arrêter le mal de dents

Sainte-Appoline assise sur une pierre de marbre, Notre-Seigneur passant par là, lui dit : Appoline, que fais-tu là ? Je suis ici pour mon chef, pour mon sang et pour mon mal de dent. Appoline, retourne toi ; si c'est une goutte de sang, elle tombera, et si c'est un ver, il mourra. Cinq *Pater* et cinq *Ave Maria* en l'honneur et à l'intention des cinq plaies de N.-S. Jésus-Christ.

Le signe de croix sur la joue avec le doigt, en face du mal que l'on ressent et en très peu de temps vous serez guéri.

On voit par ce qui précède que nous ne sommes guère plus avancés à la fin du XIXe siècle et cependant rien n'est plus vrai... Personne n'ignore en effet qu'il existe toujours encore un grand nombre de rebouteurs et rebouteuses, dont une entre autres exerce à Orléans certains jours, assistée d'un médecin. Mais laissons là l'ignorance ou plutôt la naïveté et remontons aux temps anciens.

En dehors des sorciers et des guérisseurs on rencontrait aussi des gens qui s'efforçaient de soulager les maux occasionnés par les dents.

Tel négociant, tel médecin passait pour extraire plus habilement les dents qu'un autre et on se rendait chez lui ; actuellement c'est ce qui se passe dans quelques petits pays. Nous connaissons particulièrement une petite ville du Loiret ou le charcutier, à qui le médecin a lui-même confié ses instruments, se livre à l'extraction des dents. On ne peut pas dire cependant qu'aucune tentative n'ait été faite à ces époques pour arranger les dents, l'histoire de la dent d'or en serait une preuve, nous croyons intéressant de la publier.

Quoique cette histoire paraisse connue de beaucoup de personnes, qui parfois y font allusion dans le cours de la conversation, nous croyons utile d'en rappeler les détails, parce que nous avons eu occasion de vérifier qu'un plus grand nombre encore de personnes ne comprennent pas l'allusion, et sourient par complaisance le plus souvent sans savoir ce qu'on a voulu leur dire:

En 1593, le bruit courut que les dents étant tombées à un enfant de Silésie, âgé de sept ans, il lui en était revenu une d'or à la place d'une de ses grosses dents. Horstins, professeur en médecine dans l'Université de Helmstad, écrivit, en 1595, l'histoire de cette dent et prétendit qu'elle était en partie naturelle en partie miraculeuse et qu'elle avait été envoyée de Dieu à cet enfant pour consoler les chrétiens affligés par les Turcs.

Dans la même année, Rulandus écrivit une autre histoire sur cette même dent. Deux ans après Sugoltérus, autre savant, écrivit contre l'opinion qu'avait émise Rulandus sur cet évènement merveilleux ; Rulandus publia aussitôt une longue et véhémente réplique d'une érudition remarquable. Enfin un autre savant, nommé Libarius, résuma tout ce qui avait été écrit sur cet important sujet et ajouta son avis particulier.

Ces discussions avaient ainsi excité un grand intérêt dans une certaine classe d'érudits et avaient soulevé de hautes questions de philosophie, lorsqu'un orfèvre s'avisa d'examiner la fameuse dent : il trouva sous une feuille d'or, appliquée avec art, une dent ordinaire.

Les orléanaises désireuses de corriger les défauts de leur bouche purent se rendre à Paris, mais en 1730 seulement pour trouver le célèbre Fauchard, le premier qui se soit occupé des dents d'une manière savante. (Pater dentista) comme l'appellent les étrangers eux-mêmes et encore il fallait une certaine fortune pour pouvoir faire le voyage en diligence d'Orléans à Paris et *vice versâ*.

Ce n'est pas à dire qu'avant cette époque un artisan dont le nom ne peut se retrouver ait pu habiter Orléans et essayait de remédier aux défectuosités de la nature. On voit bien les anciens Grecs et les Romains, voir même d'anciens médecins arabes, parler des dents dans leurs écrits. On a attribué à Abulcasis, médecin arabe, qui vivait au XIIe siècle, l'invention des dents factices.

Un amendement emprunté aux lois grecques nous prouve que les dents artificielles étaient d'un usage général en Grèce et à Rome.

« Les morts peuvent être ensevelis et inhumés avec l'or qui lie leurs dents », dit la loi. (1)

Martial, dans ses épigrammes, interpelle ainsi la pauvre Laelia, qui, en même temps que ses dents, avait aussi perdu un œil :

« O Laelia ! tes dents, tes cheveux, tu les a achetés et tu les portes fièrement ! Pourquoi donc n'achètes-tu pas un œil ? » (2)

« Œglé et Luconia achètent leurs dents », dit toujours

---

(1) Neve aurum addito, ast quum auro dentes vincti erunt cum illo sepelire urereve, etc.

(2) Dentibus atque nec te pudet uteris emptis,
Quid facies oculo, Lælia ? Non emitur.
(MARTIAL, liv. XII, ép. 23).
Sic dentata sibi videtur Œglé,
Emptis ossibus indicoque cornu.
(MARTIAL, liv. I, ép. 73).

Martial, « et, le soir, Galla ôte les siennes en même temps que sa robe. »

Cet ouvrage ne s'adresse pas exclusivement aux médecins, mais au public sérieux qui, en France, et surtout à Orléans, ne se préoccupe pas assez de ses dents. En publiant ces observations sur les réimplantations, que bien des personnes ignorent, et qu'elles surprendront par leur simplicité et leur peu de complication, nous espérons en amener beaucoup à se faire soigner la bouche et à ne pas craindre le dentiste, dont le nom seul fait fuir les plus craintives.

Nous disions tout-à-l'heure qu'en France bien du monde ne se soignait pas assez la bouche, et pourtant quels désagréments ne sont pas causés par la carie des dents, ne serait-ce que la mauvaise odeur de l'haleine ?

Une bouche saine est d'une telle importance dans les rapports intimes, qu'en Espagne, la mauvaise haleine de l'un des conjoints est considérée comme une cause de séparation de corps.

Nos lois françaises dispensent du service militaire ceux dont la mauvaise odeur est pour ainsi dire constitutionnelle et que la médecine n'a pu guérir.

Les Romains, dont je parlais plus haut, avaient un soin exquis de leur bouche, et cherchaient à déguiser leur mauvaise haleine par des parfums, ce qui fit dire à Plaute « qu'une femme qui sent trop bon sent toujours mauvais. »

Martial, déjà nommé, exprime la même pensée :

« *Non bene olet qui bene simper olet* ». (1)

« Toute femme, dit un proverbe arabe, qui se parfume l'haleine, est plus agréable à Dieu et à son mari. »

C'est bien le cas de dire, comme Alfred de Musset lui-même, pour terminer cette préface qui convaincra, nous l'espérons, plus d'une charmante lectrice :

« Sur des lèvres fraîches embaumées par une douce haleine, on aspire l'âme, on boit la vie, on s'enivre de volupté. »

---

(1) Liv. III, épigr. 12.

RÉIMPLANTATION DES DENTS

M. Paul Bert, dans sa thèse sur la greffe animale, s'exprime ainsi : « Il y a greffe toutes les fois qu'une partie séparée du corps de l'animal est ensuite replacée en tel lieu qu'elle continue à vivre comme si ses rapports nourriciers n'avaient en rien été interrompus. Ce qui la caractérise c'est l'isolement dans lequel s'est trouvée pendant un certain temps la partie séparée, privée des liens vasculaires qui lui apportaient sa nourriture, réduite à ses propres ressources et condamnée à mort si cet isolement dure trop longtemps : ce sont ensuite les conditions d'existence retrouvées, les connexions rétablies, la solidarité nutritive acquise de nouveau et la vie, un instant en péril, assurée désormais.

« La partie greffée doit devenir partie inhérente de l'individu et en suivre le sort ou la destinée et participer aux mêmes évolutions physiologiques, aux mêmes usages que la partie retranchée alors qu'elle était saine. »

Il est question dans les écrits de divers dentistes ou chirurgiens de dents dont on avait pratiqué l'avulsion et qui, après avoir été reintégrées dans leurs alveoles, s'y étaient complètement consolidées après un certain temps. Ces tentatives n'ont pas porté seulement sur les dents saines que l'on avait arraché par erreur, ou qui avaient été enfoncées par une cause extérieure.

Il en est dans lesquelles on a opéré sur les dents qui étaient douloureuses, en partie détruites par la carie ; on se proposait alors de faire cesser les souffrances tout en conservant l'organe malade.

Le premier fait de ce genre est relaté par Dupont, qui vivait dans la première moitié du XVIIe siècle : il s'agit d'une dent qui était le siège de douleurs violentes. Dupont l'arracha et la remit en place aussitôt après. La consolidation se fit à merveille. Dans les réflexions dont il fait suivre ce fait, Dupont ajoute qu'à cela ne se borne pas le bénéfice de l'opération qui aurait en outre l'avantage de

mettre à jamais la dent réimplantée à l'abri de toute sensation douloureuse.

L'observation de Dupont fut confirmée peu de temps après par D. Pomaret. Ce nouveau fait est relatif à une dent qui avait été arrachée par mégarde et qui, immédiatement rétablie dans son alvéole, s'y raffermit complètement.

L'opération en question est encore mentionnée dans un onvrage qui parut à Genève en 1670.

Elle était toutefois alors, autant que l'on peut en juger par les documents très incomplets qui nous restent de cette époque, peu connue et peu usitée, et elle ne parait s'être répandue, au moins à Paris, qu'un siècle environ après la publication de la première observation de Dupont. Vers la fin du XVIIIe siècle, Fauchard en parlait comme d'une opération fort connue et il s'étonnait des doutes qui s'élevaient encore au sujet des résultats qu'elle peut donner. Cet auteur cite quatre observations relatives à des dents cariées qu'il avait remises en place après les avoir arrachées. Ces quatre opérations avaient été suivies d'un succès complet si bien que deux fois Fauchard put plomber plus tard la dent réimplantée. Dans une cinquième observation, il est question d'une dent qui avait été arrachée par méprise et également réimplantée, au bout d'un an sa solidité ne laissait rien à désirer.

En Allemagne, la réimplantation était pratiquée dès le commencement du XVIIIe siècle. Schelhammer, qui mourut en 1716, recommandait, dans le cas où l'on ne pouvait plomber d'une manière satisfaisante une dent en raison de son siège, de l'arracher, de la remettre en place après l'avoir réparée, et il ajoutait que, à la suite de cette opération, les dents contractaient des adhérences nouvelles avec leur alvéole.

L'assertion de Schelhammer fut bientôt confirmée par Fischer de Riga et par Plaff. Le second de ces auteurs rapporte deux observations : la première est relative à une dent que Plaff avait arrachée, puis réimplantée dans un but purement expérimental. La consolidation était complète au bout de cinq semaines, et elle s'était maintenue parfaitement au bout de dix ans. Dans le second cas, Plaff avait arraché et réimplanté une dent cariée qui se raffermit complètement au bout de quatre semaines si bien qu'on put la plomber plus tard.

Vers le milieu du XVIII° siècle, l'Ecluse et Bourdet, en France, recommandaient vivement la réimplantation des dents ; ils la pratiquaient comme Schelhammer, dans le but de procéder au plombage avec plus de facilité, et ils affirment que les dents soumises à cette opération se conservent aussi longtemps que les dents les plus intactes. Les deux observations rapportées par Bourdet sont surtout intéressantes : dans la première, il s'agit d'une dent dont la direction était vicieuse et que Bourdet arracha malgré lui en essayant de la redresser. Avant de la rétablir dans l'alvéole il dut la régulariser à l'aide de la lime, le résultat n'en fut pas moins satisfaisant.

Dans le second cas, Bourdet opéra sur une racine dont il avait fait l'extraction et sur laquelle il avait fixé une dent à l'aide d'une cheville. La consolidation ne s'était pas démentie au bout de cinq ans et demi.

A la même époque, Hunter, en Angleterre, s'intéressait vivement à la réimplantation des dents. Il raconte l'histoire d'une dent qu'une violence extérieure avait fait tomber de son alvéole et qu'il y réintégra plusieurs heures après l'accident. Au bout de quatre semaines elle s'y était consolidée et le succès ne s'était pas démenti au bout de quatre ans, époque à laquelle Hunter cessa de voir le malade. La réimplantation des dents s'était en résumé répandue assez généralement vers la fin du XVIII° siècle ; elle était pratiquée fréquemment et il est à présumer, d'une part, que les médecins n'apportèrent pas toujours dans le choix de leurs sujets tout le discernement désirable, et, d'un autre côté, que les opérés ne s'astreignirent pas toujours aux précautions nécessaires à la suite de l'opération. Rien de plus facile à comprendre que l'insuccès d'un certain nombre de tentatives faites dans de pareilles conditions ; d'ailleurs l'opération était suivie parfois, au bout d'un temps plus ou moins long, de divers accidents, tels que la nécrose du rebord alvéolaire, la persistance de trajets fistuleux. Aussi fut-elle jugée très sévèrement par des médecins très distingués.

D'un autre côté, elle était défendue énergiquement par Brunner, Vogel, Meyer-Lewis, Benjamin Bell, Calissen qui l'avaient presque tous pratiquée avec succès. Citons encore parmi ses partisans ou au moins parmi les chirurgiens qui

eu admettaient la légimité : Wooffendale, Richter, Ettmül-
ler, Blumenbach, Arnemann.

La plupart de ces chirurgiens pensaient, du reste, et ce
n'est pas sans raison, qu'elle pouvait assurer un succès du-
rable seulement à la condition que les dents cariées fussent
plombées au moment de l'avulsion ou ultérieurement.

Les adversaires de la réimplantation étaient peu nom-
breux, mais ils ne lui ménageaient guère les attaques.

Portal, Thomas, Bedmore, Courtois, Serre, la considé-
raient comme infidèle et ne croyaient pas qu'elle pût assurer des succès durables. Gariot déclarait qu'il ne l'avait
jamais vue réussir. Laforgue enfin assurait qu'elle laissait
toujours persister une fistule dentaire et que les dents
réimplantées tombaient toujours, en fin de compte, pour
une raison ou pour une autre.

Au demeurant, la plupart de ces auteurs ne parlent que
fort brièvement de l'opération qui nous occupe, et il est
fort peu probable que tous l'aient exécutée. Il résulte, toutefois de l'ensemble des documents que nous avons cités,
qu'elle était jugée généralement d'une manière favorable.

Dès le commencement du XIXᵉ siècle, les discussions
paraissent être devenues fort rares sur cette question, les
documents qui datent de cette époque sont fort peu nom-
breux, mais ils ont une assez grande importance.

Galette rapporte qu'à deux reprises il a plombé et réimplanté des dents cariées après les avoir arrachées. Le
résultat de l'une de ces opérations n'est pas connu, mais il
fut médiocrement encourageant ; dans le second cas,
l'opéré put se servir pendant cinq ans de la dent réimplantée sans en souffrir, mais au bout de ce temps, l'alvéole
suppura et élimina les corps étrangers.

Chez un autre client de Galette plusieurs incisives avaient
été enfoncées par accident. Galette les rétablit en place,
mais elles tombèrent toutes au bout de trois mois.

Linderer fut plus heureux chez un étudiant qu'un accident venait de priver de trois incisives : réintégrées aussitôt dans leurs alvéoles, elles s'y consolidèrent au bout
d'une semaine. Même succès obtenu chez une dame à
laquelle on avait arraché par erreur une racine surmon-
tée d'une dent à pivot ; au bout de huit mois la consolidation ne s'était pas démentie.

Minding échoua en essayant sur lui-même de réimplanter une racine. Joux et Lommitz, par contre, relatent divers faits dans lesquels le résultat paraît avoir été plus heureux ; Joux raconte qu'il a réimplanté cinq fois des dents qu'il avait plombées après l'avulsion et que deux de ces opérations ont réussi.

Lomnitz a consigné l'aventure d'une jeune fille qui venait de laisser la plupart de ses dents sur le champ de bataille dans une rixe ; elle les recueillit et les apporta à Lomnitz qui rendit aux mâchoires leurs ornements perdus. Il paraît que dans ce cas encore, la consolidation fut obtenue, mais l'observation s'arrête au vingt-deuxième jour.

Franz, partisan zélé de la réimplantation, l'a pratiquée avec succès en opérant tant sur des molaires que sur des incisives.

Taft, enfin, rend compte d'une réimplantation, à la suite de laquelle la consolidation était encore complète au bout de seize ans.

Nous faisons un grand pas pour arriver maintenant à un temps beaucoup plus rapproché et finalement jusqu'à nous.

Delabarre, en 1820, ayant pratiqué l'ablation d'une dent, cause d'abcès et de fistule, fit la résection d'une partie de sa racine et la réimplanta avec un plein succès.

Le professeur Alquié, de Montpellier, ayant en 1853 reçu à plusieurs reprises, dans son service d'hôpital, un soldat atteint d'une fistule de la fossette mentonnière rebelle à tout traitement, eut l'idée d'enlever une incisive inférieure que le stylet venait heurter au fond de la fistule ; il fit la section du sommet reconnu malade et la réimplanta. Le malade sortit guéri huit jours après (Clinique du professeur Alquié, de Montpellier).

En 1870 (1), deux chirurgiens de l'hôpital Saint-Barthélemy de Londres, MM. Coleman et Lyons, répétèrent cette opération.

Leurs observations, très courtes et assez peu démonstratives, comprennent 14 cas, dans lesquels il y aurait eu 9 succès. Les autres se terminèrent par suppuration et élimination de la greffe.

M. Théophile Anger l'a pratiquée chez une jeune fille de

---

(1) *Dictionnaire des sciences médicales.*

vingt ans, et guérît ainsi en quelques jours une fistule du menton datant de deux années. Deux autres opérations entreprises pour des cas analogues ont été suivies de succès à l'hôpital Saint-Louis dans le service de M. Péan. Plus récemment, M. Terrillon a également tenté l'application de cette méthode sur une jeune fille atteinte de fistule cutanée ancienne du menton. Une incisive grisâtre, mais sans carie fut extraite par lui, réséquée dans une étendue de 3 millimètres, puis réimplantée. La dent se consolida très vite, et la fistule était en voie de guérison lorsque la malade fut perdue de vue. Le docteur David poursuivant les études consignées dans sa thèse inangurale en a recueilli vingt nouveaux exemples avec un seul insuccès.

D'autre part, il nous faut citer encore des faits récemment observés par M. Redier et dans lesquels la proportion de succès est également considérable ; puis une observation du docteur Notta, de Lisieux, qui dans un cas de fistule cutanée, réussit par le même moyen à guérir une jeune fille souffrant depuis six mois.

Enfin, pour compléter cet historique, nous rapporterons une greffe encore suivie de succès, pratiquée par Broca sur son ami personnel, M. A. Joly, député de Seine-et-Oise. Il s'agissait dans ce cas d'une molaire inférieure qui donnait lieu à des accidents inflammatoires graves avec menace d'abcès de la face. Ce qui nous engage à rappeler ce fait, c'est que c'est la dernière opération chirurgicale faite par notre regretté maitre qui avait dans le début de nos recherches apporté un grand intérêt à la méthode naissante. Aujourd'hui l'opérateur et l'opéré sont morts, et les détails de cette tentative nous ont été communiqués par un honorable médecin, le docteur Brucy, de Gien, qui les tenait du frère de M. A. Joly.

Nous empruntons à M. le docteur David le manuel opératoire qui comprend trois temps.

1o L'extraction qui doit être faite au davier et avec précaution pour léser le moins possible la gencive, le bord alvéolaire et la dent elle même.

2o Le traitement de la dent hors de la bouche, c'est-à-dire la resection à la lime ou avec la pince de Histon, de la partie altérée et l'obturation de la carie, s'il y a lieu. Pendant tout ce temps, la dent est tenue dans un certain état d'humidité et au froid, autant que possible. On arrête l'hémorragie soit avec de l'eau simple, soit avec de l'eau légèrement alcoolisée.

3º La remise en place est assez souvent douloureuse, facile pour les dents à racine unique, et difficile pour les dents à racines multiples.

Ces dernières peuvent sans grand préjudice être plus ou moins réséquées afin de faciliter ce temps de l'opération.

Les soins consécutifs de l'opération ont pour objet la dent et les parties voisines.

Dans la plupart des cas, la dent se maintient naturellement d'elle même, soit par son emboîtement dans la cavité alvéolaire, soit par la pression des dents opposées. Mais pour les dents de devant il peut être nécessaire de les immobiliser à l'aide d'appareils spéciaux construits à l'avance ou de bandages convenablement disposés.

Lorsqu'il y a dans le voisinage des lésions osseuses avec fistules, et c'est le cas le plus fréquent, il convient d'en favoriser l'écoulement par les moyens ordinaires (lavages, catéthérismes, drainages). Ces soins sont indispensables et leur omission conduirait à un échec absolu en laissant des liquides séjourner dans l'alvéole. Dans ce cas l'importance d'une fistule bien établie est telle, que, si celle-ci n'existait pas, il faudrait la provoquer avant l'opération (application de sangsues, trépanation directe). Des cautérisations légères au nitrate d'argent ou à l'acide chromique du bord libre de la gencive, parfois fougueux tout autour de la dent replantée, nous ont paru activer la consolidation.

Nous avons tenu à publier ce traitement qui ne diffère que bien peu du nôtre. Ainsi la longue pratique que nous avons de cette opération nous permet d'affirmer que la résection de l'extrémité de la racine empêche la prompte consolidation de la dent.

Avant la remise en place nous lavons l'alvéole avec du permanganate de potasse à l'aide d'une seringue à abcès, puis la dent obturée, s'il y a lieu, nous la brossons elle-même avec une solution de permanganate et nous remettons en place. Nous devons ajouter qu'avec le secours de la cocaïne cette opération se fait sans aucune douleur et nous ordonnons toujours pour la première nuit qui suit l'opération, deux ou trois cuillerées de sirop de chloral.

Nous ne comptons pas un seul insuccès.

OBSERVATIONS DE RÉIMPLANTATIONS

OBSERVATION I

Carie de la 2ᵉ petite molaire supérieure gauche

Sujet : M. C..., employé chez M. Renault, pharmacien à Orléans.

Affection : Abcès à la suite d'une obturation prématurée.

Extraction : 30 juin 1885.

Opération pratiquée sur la dent hors la bouche : Néant.

Réimplantation, 2 minutes après.

Suites de l'opération : Douloureuses pendant plusieurs jours. Jusqu'au 3 juillet, de petits aphtes se montrent au palais.

Résultat : Consolidation de la dent. Vers le 6 juillet, toutes traces d'inflammation ont disparu.

OBSERVATION II

Carie de la 1ʳᵉ petite molaire supérieure droite

Sujet : M. C...., avocat à Paris.

Affection : Abcès au palais.

Extraction : 15 juillet 1885.

Anatomie pathologique : Kyste de la racine.

Opération pratiquée sur la dent hors la bouche : Résection de la racine, 1 millimètre environ.

Remise en place, 3 minutes après,

Suites de l'opération : Douleurs lancinantes, insomnies, difficulté pour manger.

Résultat : Guérison.

OBSERVATION III

Carie de la petite incisive supérieure gauche

Sujet : Mme M..., rue du Tabourg.

Affection : Periostite, inflammation de la lèvre supérieure.

Extraction : 30 juillet.

Anatomie pathologique : Désorganisation du périoste.

Opérations pratiquées sur la dent hors la bouche : Résection de l'extrémité de la racine; obturation de la carie.

Remise en place, 5 minutes après environ.

Suites de l'opération : Douleurs aiguës tout de suite après; badigeonnage à la teinture d'aconit; calme immédiat; complètement insensible le lendemain.

Résultat : Guérison.

OBSERVATION IV

Carie de la 1re petite molaire supérieure gauche

Sujet : M. V..., aux Aydes.

Affection : Périostite chronique.

Extraction : 10 août.

Anatomie pathologique : La dent présentait deux racines bien distinctes qui n'avaient rien de particulier.

Opérations pratiquées hors la bouche : Résection de l'extrétrémité de chaque racine; obturation à l'amalgame (or, argent, étain).

Remise en place, 3 minutes après.

Suites de l'opération : Aucune douleur. Le malade put se servir de la dent le lendemain de l'opération.

Résultat : Guérison.

OBSERVATION V

Carie de la 1re grosse molaire supérieure gauche

Sujet : Mme G...., passementière,

Affection : Carie du 3° degré; douleurs intolérables. La malade refuse de garder sa dent malgré plusieurs pansements qui n'ont, du reste, amené aucun résultat.

Extraction : 12 août.

Anatomie pathologique : L'ivoire de la dent était désorganisé dans presque toute l'étendue de la couronne. La dent présentait trois racines très écartées et bien distinctes.

Opérations pratiquées hors la bouche : Resection de l'extrémité de chaque racine; obturation métallique.

Remise en place 10 minutes après. Les racines, très écartées, rendaient l'opération très difficile.

Suites de l'opération : Presque aucun mal; les douleurs ne sont pas comparables à celles qui précédaient l'extraction.

Résultat : Guérison le 18 août.

OBSERVATION VI

Carie de la 1re molaire supérieure gauche

Sujet : Mlle Aline B...., domestique.

Affection : Carie du 3e degré.

Extraction : 13 août.

Anatomie pathologique : Malgré les précautions habituelles, une portion de l'alvéole fut entraînée avec la dent à laquelle cette partie osseuse était solidement accolée.

Opérations pratiquées hors la bouche : Resection des racines; obturation métallique.

Remise en place, 50 minutes environ après l'extraction.

Suites de l'opération : Aucune douleur. Fluxion pendant les deux jours qui ont suivi l'opération.

Résultat : Guérison.

Observation très importante : Nous avons laissé la partie d'alvéole adhérente à la dent. La guérison n'en a pas moins été très rapide.

OBSERVATION VII

Carie de la 2o petite molaire supérieure droite

Sujet : M. Adolphe G..., chez M. Dessaux.
Affection : Carie du 3e degré.
Extraction : 11 septembre.
Anatomie pathologique : Les racines présentaient des traces de périostite.
Opérations pratiquées hors la bouche : Resection de la racine ; obturation métallique.
Remise en place, 5 minutes après.
Suites de l'opération : Aucune douleur ni fluxion. L'opéré pouvait se servir de sa dent trois jours après l'opération.
Résultat : Guérison.

OBSERVATION VIII

Carie de la petite incisive supérieure droite

Sujet : M. E. M...., rédacteur à la Direction des Domaines.
Affections : Obturation ancienne ; commencement d'abcès. Nous avons essayé le drainage, qui n'a amené aucun soulagement.
Extraction : 27 septembre.
Anatomie pathologique : La racine était très rugueuse et piquetée.
Opérations pratiquées hors la bouche : Resection de la racine ; obturation du trou ayant servi de drain, avec une cheville d'ivoire.
Remise en place, environ 10 minutes après.
Suites de l'opération : Les douleurs, très vives avant l'opération, et qui indiquaient alors la formation d'un abcès, disparaissent en grande partie, et le malade, qui n'avait pas dormi les jours précédents, put reposer la nuit qui suivit l'extraction. Le lendemain matin, tout symptôme douloureux avait disparu.
Résultat : Guérison complète le 1er octobre.

OBSERVATION IX

Carie de la 1re grosse molaire inférieure gauche

Sujet : M. D.......
Affections : Obturation prématurée; douleurs lancinantes.
Essai du drainage sans résultats.
Extraction : 23 octobre.
Anatomie pathologique : Les racines ne présentaient rien
d'anormal.
Opérations pratiquées hors la bouche : Resection des ra-
cines; obturation du drain, comme dans l'observation pré-
cédente.
Remise en place, 3 minutes après.
Suites de l'opération : Disparition des douleurs; pas de
fluxion.
Résultat : Guérison.

OBSERVATION X

Carie de la 1re petite molaire supérieure droite

Sujet : M. A...., à Beaugency.
Affection : Douleurs aiguës. — Le malade habitant la cam-
pagne, ne pouvait pas se soumettre au traitement de notre
clinique.
Extraction : 23 octobre.
Anatomie pathologique : Cette dent présentait deux racines
bien distinctes et très écartées, ce qui rendit du reste l'ex-
traction assez difficile.
Opérations pratiquées hors la bouche : Obturation à l'amal-
game; résection de l'extrémité des deux racines.
Remise en place, 6 minutes après.
Suites de l'opération : Assez douloureuses; sensibilité de la
dent au toucher huit jours après.
Résultat : Guérison complète vers le 7 novembre.

OBSERVATION XI

Caries latérales de la grande incisive supérieure droite

Sujet : M. H..., commis d'économat au Lycée d'Orléans.
Affection : Abcès.
Extraction : 16 novembre.
Anatomie pathologique : Le périoste était complétement dénudé.
Opérations pratiquées hors la bouche : Resection de l'extrémité de la racine; obturation des deux caries latérales.
Remise en place, 4 minutes après.
Suites de l'opération : Pas de douleurs, ni inflammation.
Résultat : Guérison.

OBSERVATION XII

Carie de la 2ᵉ petite molaire supérieure droite

Sujet : Mme G..., rue du Colombier.
Affection : Périostite.
Extraction : 7 décembre.
Anatomie pathologique : La dent n'offrait rien d'anormal.
Opérations pratiquées hors la bouche : Resection des racines; obturation de la carie.
Remise en place, 5 minutes après.
Suites de l'opération : Dès le deuxième jour, la dent était déjà solide, et la périostite bien moins prononcée.
Résultat : Guérison.

OBSERVATION XIII

Carie de la 1ʳᵉ petite molaire inférieure

Sujet : M. L..., maître d'escrime de la Société de gymnastique.
Affection : Carie du 3ᵉ degré.
Extraction : 16 décembre.

Opérations pratiquées hors la bouche : Resection de la racine et obturation de la carie.

Remise en place, 5 minutes après.

Suites de l'opération : Plus de douleurs aiguës. Le malade peut se servir de sa dent le 19.

Résultat : Guérison.

OBSERVATION XIV

Carie de la 2e grosse molaire inférieure gauche

Sujet : Mme X..., sœur de Sainte-Marie, à Olivet.

Affection : Kyste.

Extraction : Le 20 décembre.

Opérations pratiquées hors la bouche : Resection des racines ; obturation de la carie.

Remise en place, 4 minutes après.

Suites de l'opération : Plus de douleurs.

Résultat : Guérison.

OBSERVATION XV

Carie de la petite incisive supérieure gauche

Sujet : Mme L..., domestique, rue Bannier.

Affection : Pulpite.

Extraction : 25 décembre.

Opération pratiquée hors la bouche : Obturation de la carie après avoir enlevé les débris pulpaires.

Remise en place, 4 minutes après.

Suites de l'opération : Légère fluxion. La malade se sert de la dent 5 jours après.

Résultat : Guérison.

OBSERVATION XVI

Carie de la première grosse molaire inférieure gauche

Sujet : Mme A..., rue des Murlins.

Affection : Carie du 3e degré.

Extraction : 30 décembre.

Opération pratiquée hors la bouche : Obturation de la carie.
Remise en place, 5 minutes après.

Suites de l'opération : Stomatite légère ne dépassant pas le côté du maxillaire malade.

Résultat : Guérison.

Observation : Un débris alvéolaire attenant à la dent a été réimplanté, le résultat ne s'est néanmoins pas fait attendre, la dent est en parfait état et la stomatite consécutive à cette réimplantation a complètement disparu.

OBSERVATION XVII

Carie de la 2e petite molaire supérieure gauche

Sujet : Mlle B..., Belle-Rue-Saint-Laurent.
Affection : Carie du 3e degré.
Extraction : 31 décembre.
Opération pratiquée hors la bouche : Obturation de la carie.
Remise en place, 2 minutes après.
Suites de l'opération : Consolidation complète, le 7 janvier, huit jours après.
Résultat : Guérison.

OBSERVATION XVIII

Carie de la dent de sagesse inférieure droite

Sujet : M. G..., rue Saint-Marceau.
Affection : Périostite. La dent était en complète décomposition, la carie avait dépassé le 3e degré.
Extraction : 2 janvier.
Opération pratiquée hors la bouche : Obturation de la carie.
Remise en place, 4 minutes après.
Suites de l'opération : Rien d'anormal, consolidation 2 jours après.
Résultat : Guérison.

OBSERVATION XIX

Kiste de la petite incisive supérieure droite

Sujet : M. P..., à Orléans.
Extraction : 8 janvier.
Opération pratiquée hors la bouche : Resection de la racine.
Remise en place, 3 minutes après environ.
Suites de l'opération : Douleurs absolument disparues, alors que le malade avait une fluxion douloureuse. (Formation d'un abcès ; développement du kyste falliculaire).
Résultat : Incomplet, la dent n'ayant pas eu de soutien. Ayant négligé de faire une ligature, la dent quoique imparfaitement solide, s'est maintenue en place jusqu'à ce jour.

OBSERVATION XX

Carie de la première grosse molaire inférieure gauche

Sujet : M. Laforge, employé de commerce.
Affection : Carie du 3e degré.
Extraction : 7 janvier.
Remise en place, 2 minutes après.
Opération pratiquée hors la bouche : Obturation de la carie.
Suites de l'opération : La dent était encore sensiblement douloureuse le lendemain.
Résultat : Guérison complète 8 jours après.

OBSERVATION XXI

Carie de la 1re grosse molaire inférieure droite

Sujet : Mlle S..., faubourg Bannier.
Affection : Carie du 3e degré.
Extraction : le
Remise en place, 3 minutes après.
Opération pratiquée hors la bouche : Obturation de la carie.

Suites de l'opération : Les douleurs vives avant l'opération ont diminué de beaucoup.

Résultat : Guérison.

OBSERVATION XXII

Carie de la grande incisive supérieure droite

Sujet : M. F..., à Olivet. — Le malade habitant la campagne, l'extraction est décidée.

Affection : Pulpite. La dent est cariée des deux côtés.

Extraction : le 24 mars.

Remise en place, 3 minutes après la ligature pour maintenir la dent.

Opération pratiquée hors la bouche : Obturation des deux caries.

Suites de l'opération : Nous n'avons revu le malade que plusieurs années après. Le patient avait pu se servir de sa dent trois jours après.

OBSERVATION XXIII

Carie de la 2º petite molaire inférieure

Sujet : Mme H..., à la préfecture.

Affection : Carie du 3e degré ; périostite chronique.

Extraction : le 3 avril.

Remise en place, 5 minutes après.

Opérations pratiquées hors la bouche : Resection de la racine ; obturation de la carie.

Suites de l'opération : Douleurs presque nulles au moment de la réimplantation.

Résultat : Guérison.

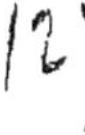

LIBRAIRIE J.-B. BAILLIÈRE & FILS

BEAUNIS et BOUCHARD. — **Nouveaux éléments d'anatomie descriptive et d'embryologie.** *Quatrième édition.* 1885, 1 vol. gr. in-8 de XVI-1072 p., avec 456 figures noires et coloriées, cartonné . . . . 20 fr. »

BERGERON (A.) — **Précis de petite chirurgie et de chirurgie d'urgence.** 1882, 1 vol. in-8 jésus de 436 p. avec 374 figures . . . . 5 »

BOCQUILLON-LIMOUSIN (H.) — **Formulaire des médicaments nouveaux et des médications nouvelles.** Avec introduction par le Dr HUCHARD, médecin des hôpitaux. 1 volume in-18 de 308 pages, cartonné . . . . . 3 »

BRAMSEN. — **Les dents de nos enfants.** Conseils aux mères de famille. 1 vol. in-16 avec 50 figures . . . . 2 »

DRASSEUR (E.) — **Chirurgie des dents et de leurs annexes.** 1 vol. gr. in-8, de 100 pages à deux colonnes, avec 127 figures . . . . 5 »

FLOURENS. — **Recherches sur le développement des os et des dents.** 1 vol. in-4° de 146 pages avec 12 planches coloriées . . . . 10 »

— **Théorie expérimentale de la formation des os.** in-8, avec 7 planches . . . . 3 »

FOX. — **Histoire naturelle et maladies des dents.** 1 vol. in-4 de 270 pages, avec 32 planches . . . . 20 »

HARRIS (A.), ANDRIEU et AUSTEN. — **Traité théorique et pratique de l'art du dentiste.** Comprenant: l'Anatomie, la Physiologie, la Pathologie, la Thérapeutique, la Chirurgie, la Prothèse, l'Hygiène et un formulaire des maladies de la bouche et des dents. *Deuxième édition.* 1. vol. in-8, de 1100 pages avec 572 fig., cartonné . . . . 20 »

HUNTER (J.) — **Traité des dents humaines.** 1 vol. in-8, avec 8 planches . . . . 8 »

MAGITOT. — **Mémoire sur les tumeurs du périoste dentaire** et sur l'ostéo-périostite alvéolo-dentaire. *Deuxième édition.* 1 vol. in-8 avec une planche . . . . 3 »

MAUREL (E.) — **Des fractures des dents,** in-8, avec figures . . . . 2 »

— **Des luxations dentaires, du traitement de la carie dentaire.** in-8 . . . . 2 »

OUDET (J.-E.) — **Recherches anatomiques physiologiques et microscopiques sur les dents et sur leurs maladies.** 1 vol. in-8, XLII-122 p. avec une planche . . . . 4 »

— **De l'accroissement continu des incisives chez les rongeurs.** in-8 . . . . 2 »

ROUSSEAU (E.) — **Anatomie du système dentaire chez l'homme et chez les principaux animaux.** *Nouvelle édition.* 1 vol. gr. in-8, avec 31 planches . . . . . 10 »

www.ingramcontent.com/pod-product-compliance
Ingram Content Group UK Ltd.
Pitfield, Milton Keynes, MK11 3LW, UK
UKHW022219070726
13613UKWH00004B/1754